AF611588

MÉMOIRE

SUR

LA LEUCÉMIE

PAR

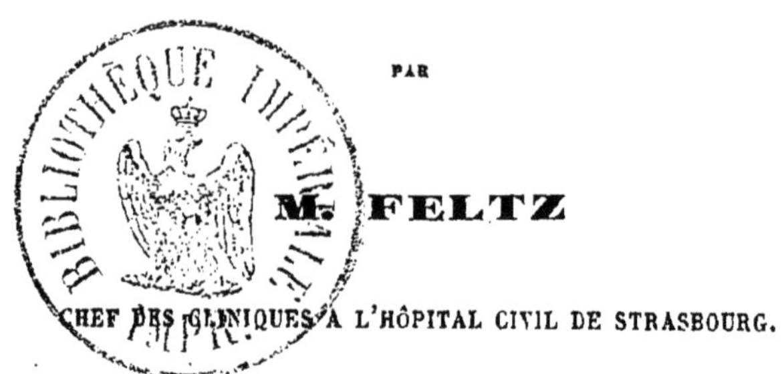

M. FELTZ

CHEF DES CLINIQUES A L'HÔPITAL CIVIL DE STRASBOURG.

STRASBOURG

TYPOGRAPHIE DE G. SILBERMANN, PLACE SAINT THOMAS, 3.

1865.

MÉMOIRE

SUR

LA LEUCÉMIE.

Pendant les vacances dernières, M. le professeur Schützenberger nous a fait l'honneur de nous confier son service à l'hôpital civil; aujourd'hui il nous donne une nouvelle preuve de sa bienveillance en nous autorisant à publier les cas intéressants que nous avons observés à cette époque; qu'il nous permette de lui offrir cet opuscule comme un témoignage de notre gratitude.

CHAPITRE PREMIER.

Un cas très-intéressant de leucémie liénale nous a conduit à l'étude de cette importante question. Nous commencerons par la relation de l'observation et de la nécropsie recueillies par M. Schnell, interne du service; au point de vue des symptômes, de la marche et des lésions primitives et secondaires, notre cas peut, à bon droit, être regardé comme un type. Nous pouvions ainsi nous dispenser de revenir d'une manière spéciale sur toutes ces questions; il ne nous restera qu'à étudier la physiologie pathologique et les diverses doctrines qui se sont successivement produites dans la science. Nous sommes d'autant plus porté à adopter ce plan, que la théorie de Virchow est loin de nous avoir convaincu, malgré l'observation que nous allons rapporter.

La nommée Madeleine Hoffmann, née à Münchhausen, âgée de quarante ans, entre à l'hôpital le 16 septembre 1864. Elle a un tempérament lymphatique, elle est pâle, bouffie, les muqueuses sont décolorées: en un mot, elle a un aspect profondément cachectique.

Elle a déjà eu onze enfants, dont trois seulement vivent. Le dernier est né il y a à peine quinze jours.

Pendant sa grossesse, cette femme a été malade; elle a eu des vomissements, des faiblesses, des vertiges, des douleurs vagues dans tous les membres. L'accouchement s'est fait normalement. Mais pendant la période puerpérale, l'œdème, la pâleur et les autres accidents de la grossesse persistant outre mesure, la malade est évacuée de la clinique des accouchements à la salle 33.

L'état général de la malade est misérable, la peau est d'un jaune pâle, et le tissu cellulaire sous-cutané présente partout des traces d'infiltration.

L'examen de la poitrine fournit les preuves d'un léger épanchement pleural et les signes de quelque peu d'œdème pulmonaire.

L'abdomen est distendu, tant par un liquide épanché qui en occupe la base que par une tumeur s'étendant de l'hypochondre gauche à la crête iliaque du même côté. A droite on sent une autre tumeur dépassant le rebord costal. Cette seconde tumeur est beaucoup moins apparente que la première, parce qu'une assez grande masse intestinale la sépare des parois abdominales.

Les membres et la face sont fortement infiltrés.

Les ganglions lymphatiques ont partout leur volume normal.

Les vaisseaux du cou sont le siége d'un souffle anhémique. Le même souffle masque le premier bruit du cœur.

Les urines sont normales et ne renferment pas d'albumine.

Les organes digestifs paraissent dérangés, parce que la malade accuse tantôt de la constipation, tantôt de la diarrhée. L'appétit est bon, la soif modérée.

Pas de trouble du côté de l'intelligence, mais par intervalles de fortes douleurs de tête.

Le sang, au lieu d'être constitué par des globules rouges et blancs dans le rapport de 350 à 1, renferme 14 globules blancs pour 100 globules rouges.

Pas de fièvre. Le pouls bat 80 fois à la minute, la température est de 37 1/2.

Cette femme n'a jamais été malade; elle n'a eu la fièvre intermittente qu'une fois, mais durant quelques jours seulement.

Le logement qu'elle occupe depuis douze ans n'est pas insalubre, il est sec et exposé au soleil.

En présence de tous ces symptômes, je portai le diagnostic de leucémie liénale.

Du 17 septembre au 1er octobre, la malade est prise de douleurs rhumatoïdes généralisées, d'une diarrhée continue et d'une transpiration très-abondante, sur différents points du corps se manifestent des éruptions d'ecthyma. L'intelligence se trouble par moments, les réponses se font attendre quelque temps. Les signes locaux signalés plus haut sont toujours les mêmes. On traite la malade par les toniques.

Du 1er au 3 octobre les signes d'épanchement dans les cavités splanchniques diminuent. La respiration devient plus libre et la malade demande à quitter l'hôpital pour mettre ordre à ses affaires. Elle rentre le 9 octobre à la salle 48 dans un état de faiblesse extrême : l'œdème sous-cutané, l'ascite et les épanchements pleuraux ont considérablement augmenté, la respiration se fait très-mal, les sueurs sont profuses et le pouls est à 120.

Par les palpations on constate que la tumeur liénale descend jusque dans l'intérieur du bassin, son bord antérieur est très-nettement accusé; supérieurement on peut le poursuivre jusqu'au-dessous de l'hypochondre.

La tumeur hépatique est beaucoup moins facile à percevoir. Elle dépasse $0^{m},05$.

La malade est constipée.

Le 11, la malade accuse de violentes douleurs de tête, des élancements dans les poignets et les épaules, elle n'a plus uriné depuis trois jours; par les diurétiques la sécrétion urinaire s'établit; les sueurs diminuent, ainsi que les épanchements splanchniques.

On examine de nouveau le sang, et on trouve la même proportion de globules blancs que ci-dessus. Au cou commencent à se manifester des tumeurs, occupant assez exactement les lobes de la glande thyroïde. On ne sait si l'on a affaire à des ganglions lymphatiques hypertrophiés ou à une augmentation de volume de la glande thyroïde.

La malade accuse une soif intarissable. Peu de jours après on constate un agrandissement considérable des tumeurs du cou. Les urines sont examinées par M. Hepp, et sont trouvées normales.

Le 20, le bras droit présente un gonflement blanc, dur (phlegmasie blanche). L'état de la malade est du reste le même.

Le 24, nous constatons la formation d'une collection liquide à l'avant-bras.

La malade meurt le même jour à 3 heures du soir.

Autopsie. Vingt-quatre heures après la mort.

La peau est fort pâle et anhémique. Tout le corps est infiltré, médiocrement cependant. Les parois abdominales sont flasques et paraissent avoir subi une distension volumineuse antérieure (accouchement six semaines auparavant et tumeurs intra-abdominales).

Ayant incisé la paroi antérieure de l'abdomen, nous trouvons un très-léger épanchement.

Les organes disposés superficiellement sont : le foie, les intestins et le bord antérieur de la rate. L'estomac est totalement recouvert par le lobe gauche du foie, qui, après avoir dépassé cet organe, passe entre la rate et les parois abdominales et s'étend jusqu'au milieu de la face gauche de la rate.

Le péritoine ne présente rien d'anormal, sauf des adhérences entre le foie et la face abdominale du péritoine, et une autre adhérence du grand épiploon à la rate, adhérence de la grandeur d'une pièce de cinq centimes; elle cède à une légère traction et laisse écouler une substance ramollie laiteuse de l'intérieur d'une petite cavité creusée dans le parenchyme de l'organe splénique.

Le foie, étant extrait de la cavité abdominale, présente un volume anormal résultant d'un développement relativement égal de toutes ses parties constituantes:

	État normal, d'après Friedreich, à cet âge :
Poids, 3^{kil},500.	Poids, 1^{kil},400.
Dimensions: 1° de droite à gauche, 33 centim. (le lobe droit ayant 17 cent. et le gauche 16 cent.)	1° Largeur, 23 centim. (15 pour le lobe droit, 8 pour le lobe gauche).
2° De haut en bas :	2° Longueur :
a) Au niveau de la vésicule, 29 c.	*a*) Au niveau de la vésicule, 18 c.
b) A l'extrémité gauche, 10 cent.	*b*) A gauche, 13 centim.
3° Epaisseur, 10 centim.	3° Epaisseur, 5 1/2 centim.

NB. Cette augmentation de volume s'est surtout faite aux dépens de la capacité abdominale.

Le *foie* présente l'aspect et la densité normale au palper. On découvre à sa surface un certain nombre de taches jaunes, ayant au plus 3 millimètres de diamètre. Si on les coupe au milieu, on voit qu'elles ne s'enfoncent guère qu'à 3 millimètres dans l'intérieur de l'organe.

Sur une coupe le foie se présente profondément anhémié, mais rien d'anormal au point de vue de son aspect et de sa consistance normale. A sa périphérie on voit de petites masses jaunes, denses, répondant aux taches qu'on remarquait à sa surface externe. Elles sont constituées par de la matière caséeuse, ne présentant au microscope que des granulations et des gouttelettes de graisse, avec quelques rares débris de cellules hépatiques dégénérées.

L'examen microscopique du tissu hépatique, non lésé à en juger au premier coup d'œil, prouve l'existence d'une dégénérescence graisseuse des cellules hépatiques au début. Le tissu conjonctif de l'organe n'est pas développé anormalement.

La vésicule biliaire renferme une quantité moyenne de bile.

Rate.

Cet organe présente en grand la forme ordinaire; la consistance est un peu amoindrie.

	État normal, d'après Friedreich :
Poids, 1^{kil},410.	250 grammes.
Longueur, 27 centim.	12 1/2 centim.
Largeur, 15 centim.	8 centim.
Epaisseur, 7 1/2 centim. au niveau du hile.	3 centim.

NB. On voit d'après ces données que le rapport du poids de la rate à celui du foie à l'état normal n'est plus le même dans le cas particulier :

État normal 1,56
Chez cette femme 1,25

La couleur de l'organe ne présente rien de particulier.

La face externe montre, outre l'excavation abcédée dont nous avons déjà parlé, un assez grand nombre de taches jaunes, ayant en moyenne 5 millimètres de diamètre.

Sur une coupe ces taches répondent à des amas de matière caséeuse d'une forme plus ou moins conique, mais ayant toujours leur plus grosse extrémité dirigée vers la périphérie de l'organe.

Sur leur bord les infarctus sont limités par un liséré d'un rouge vif.

Examinée au microscope, la partie jaune de l'infarctus est constituée par un amas de granulations graisseuses, au milieu desquelles on trouve un certain nombre de cellules fusiformes : ce sont les cellules fusiformes normales.

Outre ces infarctus jaunes, on en voit un certain nombre n'ayant pas encore atteint cet état avancé. Ils sont simplement indiqués par une coloration plus foncée du tissu de la glande et limités par un liséré d'un rouge vif.

En troisième lieu on trouve des infarctus qui ont atteint le dernier degré du processus morbide, à savoir la suppuration. L'un de ces infarctus abcédés a développé une péritonite localisée, une adhérence de l'épiploon.

La pulpe splénique est un peu pâle ; elle présente au microscope les éléments normaux.

Tube digestif.

Malgré les recherches les plus minutieuses nous n'y avons trouvé aucune ulcération.

Cœur.

La cavité péricardique renferme quelques cuillerées de sérosité.

Le cœur est notablement hypertrophié, la partie droite surtout. Les parois de l'organe n'ont cependant qu'une épaisseur quasi-normale.

Le feuillet viscéral du péricarde est gras sur toute la périphérie de l'organe. La fibre musculaire examinée au microscope est envahie par la graisse. Les espaces interfibrillaires sont également gras.

L'intérieur du cœur est totalement vide de sang. Les valvules sont intactes.

NB. Pas d'infarctus.

Poumon.

La cavité pleurale ne renferme pas de sérosité.

Les poumons ont une consistance normale, ils ne sont pas infiltrés de sérosité. Ils crépitent quand on les presse. Il n'y a ni infarctus ni autre procès pathologique.

Cerveau.

Un peu de sérosité dans la pie-mère et dans les ventricules.

La substance cérébrale présente la consistance normale; il ne s'y trouve aucun abcès métastatique.

Tumeurs du cou.

Sises des deux côtés, derrière les sterno-mastoïdiens et les omoplato-hyoïdiens, elles sont comme aplaties; elles recouvrent les vaisseaux du cou.

Elles sont constituées par une hypertrophie du lobe supérieur du corps thyroïde, molles dans toute leur étendue; maintenant qu'elles ne sont plus comprimées par les muscles du cou, elles présentent sur leur bord quelques nodosités dures, inégales, offrant une forte résistance au scalpel: elles sont formées par des sels de chaux. Ayant plongé un bistouri dans les deux lobes du corps thyroïde, on voit couler de leur intérieur une quantité énorme de sérosité blanchâtre, laiteuse, caractéristique, qui les transformait en deux vastes poches en apparence de pus. Ce liquide, examiné au microscope, se trouve constitué par des globules purulents, graisseux, et d'un certain nombre de plaques de cholestérine. La glande est totalement détruite par ces foyers.

Ganglions lymphatiques.

Ils ont leur volume et leur structure ordinaires.

Avant-bras droit.

On y voit une tumeur qui, par une incision, laisse écouler une grande quantité de pus. Les veines ambiantes sont rétrécies, mais ne renferment pas de caillot.

Système vasculaire.

Il est pauvre en sang. Le sang présente la composition indiquée plus haut lors de l'entrée de la malade à l'hôpital.

Reins.

La substance corticale a subi un commencement de dégénérescence graisseuse, mais ne présente aucun infarctus.

En résumé, notre observation présente tous les signes pathognomoniques de la maladie que Virchow a appelée *leucémie liénale :* la tuméfaction de la rate, ainsi que celle du foie et l'altération blanche du sang. Les autres symptômes, tels que les troubles nerveux, les troubles de la circulation cérébrale, de la respiration, des fonctions digestives, du pouls, les sueurs nocturnes abondantes, les œdèmes, la décoloration de la face et des téguments, la tendance aux hémorrhagies et les éruptions cutanées, sont autant de signes qui appartiennent à toutes les maladies cachectiques. Les individus atteints de leucémie succombent, tantôt dans le marasme causé par une fièvre continue et par le trouble des principales fonctions, tantôt à une syncope ou à une apoplexie amenée par la diathèse hémorrhagique, quelquefois, comme dans notre cas, au ramollissement purulent des infarctus.

CHAPITRE II.

Le mot de *leucémie* ou de *leucocythémie* est une expression qui ne signifie pas autre chose que sang blanc. Les observations de maladies où le sang est devenu blanc, laiteux ou chyleux, comme on disait autrefois, ne manquent pas dans les auteurs anciens. Nous en trouvons, en effet, consignées dans les éléments de physiologie de Haller; ces faits n'ont pendant longtemps attiré l'attention que comme exemples de curiosités morbides. Les études modernes sur la composition histologique du sang ont fait considérer les observations de Haller et celles récemment observées dans différents pays, sous un autre point de vue. Donné, dès 1844, signala les changements de couleur que le sang pouvait subir par suite de l'augmentation de nombre des globules blancs. Cet auteur, le premier, pensa que la multiplication des leucocytes, pouvait tenir à un arrêt de développement des globules rouges; il songea même à faire jouer un rôle à la rate dans la transformation des globules blancs en globules rouges. Donné, soit qu'il n'eût pas vu de maladie où cette altération du sang tenait le premier rang parmi les lésions, soit qu'il n'eût pas assez de confiance dans sa théorie, ne donna pas de nom spécial à la viciation du sang caractérisée par l'augmentatian des globules blancs. Cet honneur était réservé au plus éminent anatomo-pathologiste de notre temps, à Virchow. Entre Donné et Virchow il faut toutefois placer une école, représentée par Velpeau, Lautner, Rokitansky, qui essayèrent de rattacher l'altération blanche du sang à la pyohémie et de faire des leucocytes des globules purulents. Bennett aussi, en Angleterre, caressa un instant l'idée de la pyohémie. Cette manière de voir parut d'autant plus rationnelle qu'on ne put trouver de différence entre les corpuscules du pus et les globules blancs du sang. Les tentatives de Haller, de Gullivier, de Messerschmidt, de Lehmann et de Lebert, pour distinguer les globules du pus des cellules blanches du sang et de la lymphe, étaient en effet restées infructueuses; car elles démontrèrent que la grandeur, la forme des cellules et le nombre de leurs noyaux varient suivant l'âge, le degré de développement des cellules et suivant le liquide de suspension. L'identité apparente des corpuscules blancs du sang et des éléments blancs du pus fut donc primitivement un puissant apport aux doctrines de Ribes, de Hunter et de Piorry, qui plaçaient l'un, la cause de l'infection purulente dans la résorption du pus, l'autre dans la phlébite, le troisième dans une inflammation du sang lui-même.

Virchow, se basant sur les observations recueillies avant lui, et sur les siennes, démontra que ni au point de vue clinique, ni au point de vue morphologique il n'y avait de ressemblance entre la maladie qu'il appelait leucémie et l'infection purulente, et que cette dernière affection dépendait d'une liquéfaction et d'une décomposition spéciale des éléments du sang, qui engendraient des exsudations purulentes. La preuve la plus concluante que l'on puisse donner de la non-identité de la leucémie et de la pyohémie, c'est certainement l'absence ou la petite proportion des cellules dans le sang d'individus qui ont manifestement succombé à des accidents d'infection purulente ou putride. Nous avons eu tout récemment l'occasion d'examiner le sang de plusieurs individus morts dans les conditions sus-indiquées, soit dans les services de clinique interne, soit dans les salles de chirurgie et d'accouchement, et nous n'avons jamais pu constater dans le sang une notable augmentation du nombre des globules blancs. Presque en même temps que Virchow et pour des considérations analogues, Bennet rompait avec la théorie de la pyohémie. Nous verrons tout à l'heure comment ces deux illustres observateurs, un instant d'accord, se séparèrent dans l'appréciation de la théorie de la leucémie qu'ils venaient de différencier d'avec l'affection purulente.

CHAPITRE III.

La leucémie, en tant qu'affection du sang, caractérisée par l'augmentation du nombre des globules blancs, étant séparée par Virchow et Bennett de la pyohémie, il fallut étudier les conditions de développement de cette nouvelle affection et établir si elle est primitive ou secondaire.

H. Nasse, dès 1839, avait décrit les globules blancs du sang et signalé différentes causes d'augmentation du nombre de ces éléments. Faisant procéder les leucocytes des corpuscules du chyle et de la lymphe, il essaya de démontrer par des observations physiologiques minutieuses, que les globules blancs augmentent en nombre : 1° pendant la digestion ; 2° chez les individus affamés. Dans le premier cas c'étaient, pour Nasse et Henle, les corpuscules du chyle qui étaient déversés en plus grande abondance dans le sang, dans le deuxième, les corpuscules lymphatiques. Transportant ces données dans le domaine de la pathologie, il rangea à côté de la surnitrition les affections fébriles franches de courte durée ; à côté de l'inanition les états morbides cachectiques résultant, soit de lésions à marche chronique, soit d'hémorrhagie, il créa ainsi des leucocythoses chyleuses et des leucocythoses lymphatiques. Les assertions de Nasse méritaient d'être examinées. Il a été établi depuis, par Virchow, Hirt et Debury, qu'il y a effectivement une leucocythose physiologique, mais il serait téméraire, vu notre ignorance presque complète sur la genèse des corpuscules blancs du sang, de rapporter toute espèce de leucocythose, comme Nasse l'a fait, uniquement à une irritation des systèmes chylifère ou lymphatique. Ce qui prouve, du reste, que tous les leucocytes ne peuvent pas venir uniquement du chyle et du canal thoracique, c'est ce qui se passe chez les individus leucémiques. Les uns ont, en effet, des diarrhées très-abondantes comme nous l'avons vu dans notre observation, donc des digestions mauvaises, peu ou point d'absorption de principes nutritifs, le chyle ne se formant pas, ou s'en allant par les garde-robes; les autres ont de fortes hémorrhagies, et l'on pourrait croire que le sang qu'ils perdent ainsi, se trouve remplacé par de la lymphe; mais si cela était, on devrait toujours voir les globules blancs du sang augmenter en nombre aussitôt après de fortes hémorrhagies, ce qui n'est pas; Virchow pense donc qu'il y a une autre source de globules blancs. Il est bon de se rappeler ici, que, d'après Donné, les corpuscules blancs du sang auraient une évolution propre, et que leur augmentation en nombre serait le résultat de l'absence de leur transformation en corpuscules rouges. Nous verrons ultérieurement les expériences sur lesquelles se fondait Donné. L'augmentation des corpuscules blancs a été, depuis Nasse, signalée dans divers états pathologiques : à la suite d'hémorrhagies abondantes par Henle et Remak, de maladies chroniques de longue durée par Gullivier, d'affections typhoïdes et puerpuérales par Thomson. Depuis six mois il nous a été donné d'examiner le sang de vingt-neuf individus atteints de maladies cachectiques, de treize fièvres typhoïdes simples, ataxiques ou adynamiques et de quarante-six individus atteints d'inflammations aiguës sérieuses, et nous n'avons jamais trouvé d'augmentation très-sensible des corpuscules blancs.

Moleschott le premier a établi qu'à l'état normal le rapport entre les globules blancs et les globules rouges du sang est de 1 à 346.

Prenant ces chiffres pour point de départ nous avons pu, en comptant sous le microscope les globules blancs et les globules rouges sur dix plaques chaque fois, et en faisant la moyenne, établir, que jamais la proportion ne s'élevait au-dessus de 3 ou 4 pour 346 et cela à peine dans la moitié des cas. Or, pas plus que les observateurs allemands et anglais, et pas plus que M. Trousseau, nous n'admettons qu'il y ait leucémie en ces cas. « Pour que leucémie il y ait, dit M. Trousseau, il faut que la dyscrasie du sang, une fois produite, fasse des progrès incessants et que la proportion des globules blancs et des globules rouges soit plus considérable qu'elle ne l'est dans aucune des circonstances dont il vient d'être question. » Dans la leucocythémie le rapport des globules blancs aux globules rouges oscille entre 1 à 20, à 15 et tombe parfois de 1 à 1.

Virchow, voyant que la voie physiologique, inaugurée par Nasse et Henle, ne le conduisait à rien de décisif, reprit l'étude clinique et anatomo-pathologique de la maladie pour rechercher cette source de globules blancs que nous l'avons vu signaler plus haut. Comparant ses observations avec celles de Bichat, de Velpeau, d'Oppolzer, de Rokitansky, de Wintrick, de Caventon, de Harlen, de Bennett et de Bricheteau, il trouva partout l'existence d'une tuméfaction très-considérable de la rate et souvent du foie.

Depuis longtemps, du reste, certains médecins accusaient les affections spléniques comme cause des profondes altérations du sang. Pour nous en convaincre nous n'avons qu'à citer la clinique de Graves; cet auteur en rapporte plusieurs observations, et cite une phrase d'Arétée, qui ne laisse pas le moindre doute à cet égard: « Si la rate ne suppure pas et devient le siége d'une augmentation de volume permanente, les malades perdent l'appétit, ils deviennent cachectiques, ils sont enflés, leur teint n'est plus naturel; enfin, ils présentent une disposition remarquable à l'ulcération, disposition qui est surtout appréciable sur les jambes : ces ulcères sont déprimés, ronds, livides, sanieux et d'une guérison très-difficile. M. Jaccoud, le savant traducteur du médecin de Dublin, fait ressortir toute la valeur de ce passage en disant : « Qu'on ajoute à ce tableau l'altération spéciale du sang, ne trouvera-t-on pas alors dans cette description d'Arétée l'affection leucocythémique? » Virchow, dominé par cette pensée et fidèle à sa doctrine sur les transformations du sang par les organes hémato-poïétiques, commença par montrer que l'altération de la rate est primitive et non consécutive, comme beaucoup d'auteurs et surtout Velpeau l'avaient admis jusqu'à lui. Pour ce faire, il ne put s'appuyer que sur des observations cliniques, il en trouva dans le nombre, plusieurs surtout, celles de Bichat et de Craigie, qui démontraient la proposition; en effet, ici le premier phénomène morbide s'était évidemment manifesté du côté de la rate. Dans l'observation de Bichat, du reste, l'altération du sang ne dépassait pas la sphère de la veine-porte et de la veine liénale. Dans plusieurs de ses observations personnelles, l'hyperthrophie de la rate existait depuis assez longtemps sans que le sang présentât d'altération.

Bennett, raisonnant à peu près comme Virchow, arriva à la même conclusion, à savoir que la cause de la maladie réside dans la rate qui s'hypertrophie considérablement. Envisager la question à ce point de vue, c'était revenir à l'étude des fonctions de la rate. Jusqu'ici Virchow et Bennett étaient à peu près d'accord; voici le moment où ils vont se séparer.

CHAPITRE IV.

Virchow, répétant les travaux de Lehmann et de Kœlliker, sur la rate, se prononça en faveur de leur doctrine et fit de la rate à la fois un organe qui fabrique des globules blancs et qui détruit des globules rouges; comme cependant les follicules de la rate sont clos, il pensa à expliquer les transformations du sang en rappelant ce qui se passe dans le placenta, où des phénomènes de diffusion précèdent les transformations du liquide nourricier; les follicules clos sont, en effet, tapissés de réseaux capillaires. Quant au foie, il le fit participer aux fonctions de la rate, se fondant sur les travaux de Rigert, de Weber et de Kœlliker. La leucémie devient ainsi pour Virchow une dyscrasie caractérisée par une diminution des globules rouges et une augmentation proportionnelle des globules blancs.

En somme, le nombre des globules resterait le même, il n'y aurait ni hyper ni hypoglobulie, mais simple substitution des globules blancs à des globules rouges; or l'hyperplasie de la rate et du foie rendrait compte de tous ces phénomènes; à l'augmentation de fonction correspondrait une augmentation de masse de ces organes sans altération de texture réelle. L'hypertrophie des autres glandes sanguines (thymus, corps thyroïde, follicules clos de l'intestin, capsules surénales) s'expliquerait à la rigueur de la même façon. Pour donner plus de poids à ses assertions, Virchow fit aussi faire des analyses du sang, qualitatives et quantitatives. Il en résulterait que l'albumine, la fibrine et les sels restent normaux dans la leucémie, mais que l'eau augmente; cela tiendrait à ce que les globules blancs sont plus riches en eau que les globules rouges. Scherer a même décrit, dans le sang des leucémiques, des matières organiques spéciales, la leucine, la thyrocine et l'hypoxanthine, qu'on ne trouverait à l'état normal que dans la rate et le système de la veine liénale.

Virchow, après avoir établi que la rate est primitivement malade, que le foie le devient parce que par ses fonctions de sanguification il est en rapport intime avec la rate, cherche à expliquer les lésions qu'il appelle secondaires : tels les infarctus des organes dits *hématopoïétiques* et les engorgements blancs des vaisseaux, du cerveau, du poumon, de la peau, signalés par Bennett, Leudet et Lanceraux, les hémorrhagies, l'anhémie etc. Les taches rouges et blanches, les indurations, que nous avons signalées plus haut dans la rate et le foie, sont pour Virchow le résultat de la stase sanguine dans les capillaires, il rappelle que dans les petits vaisseaux les corpuscules blancs sont accolés aux parois et que les corpuscules rouges occupent le centre, ces derniers seuls circulent, leur viscosité empêchant, comme Ascherson l'a démontré, les corpuscules blancs d'avancer rapidement. Si donc les cellules blanches augmentent dans de fortes proportions, il en résultera forcément des oblitérations. Or les embolies capillaires produisent les infarctus, qui entraînent toujours une extravasation plus ou moins considérable, d'où le nom d'*infarctus hémorrhagique*. Ces infarctus passeront plus tard par les différentes phases habituelles qu'a si bien décrites Cohn dans ces derniers temps. L'arrêt de la circulation sur un point entraînera à son tour l'hyperhémie des points voisins, soit qu'on admette une circulation collatérale, soit qu'il y ait simple stase veineuse par suite de la suppression de la perméabilité dans un point du circuit capillaire. Virchow penche pour cette dernière explication. Cette stase peut donc provoquer des déchirures des vaisseaux, d'où des hémorrhagies. N'oublions pas d'ajouter que dans certains cas les taches sont d'un blanc uniforme et semblent uniquement formées par un dépôt de globules blancs analogues à ceux de la lymphe, et qu'en ces cas, Rokitansky a admis le développement de tumeurs lymphoïdes indépendantes. Remarquons aussi qu'en semblable occurrence on pourrait peut-être accuser la similitude des ganglions lymphatiques avec les cellules plasmatiques récemment invoquée par Hiss. L'altération du sang lui-même expliquerait suffisamment les signes d'anhémie. Quant à la diarrhée, elle serait le résultat, soit d'une non-absorption des principes alimentaires, puisque les veines renferment un sang impropre, soit d'une stase relative du sang, d'où des exsudations séreuses, des flux intestinaux. Les symptômes nerveux dépendraient uniquement de la nutrition incomplète du système nerveux : *sanguis moderator nervosum*. Les épanchements dans les cavités splanchniques auraient leur raison d'être dans les conditions défavorables de la circulation du sang des vaisseaux renfermés dans ces cavités. La gêne respiratoire s'expliquerait par la viciation du sang, la gêne de la circulation pulmonaire et le refoulement du diaphragme par les tumeurs hépatiques et spléniques. Les éruptions furonculeuses, les pemphigus, les pustules d'ecthyma, les phlegmasies blanches ne signifieraient pas autre chose que des effets de l'arrêt de la circulation dans certains points du derme.

CHAPITRE V.

La leucémie liénale, créée par Virchow, ne put cependant pas rendre compte de tous les cas; différents auteurs, et Virchow lui-même, rencontrèrent bientôt des leucémies où toute hypertrophie, toute hyperplasie de la rate et du foie faisaient défaut. Le savant anatomiste de Berlin reprit la voie qu'il avait suivie pour arriver à la leucocythémie liénale, c'est-à-dire qu'il revint à l'étude de l'anatomie pathologique de l'affection qu'il avait sous les yeux. Au lieu de rencontrer la rate hypertrophiée, il trouva les ganglions lymphatiques considérablement grossis. En étudiant cette hypertrophie des glandes lymphatiques, qui était accompagnée de quelque peu de ramollissement, il put s'assurer à l'aide du microscope qu'elle ne portait que sur la substance médullaire, et que le stroma fibreux n'y avait pour ainsi dire point de part; il établit donc qu'il y avait augmentation numérique, hyperplasie des éléments cellulaires des ganglions. De ce moment Virchow rejeta les travaux de Reinhardt, qui avait essayé de démontrer que la genèse des corpuscules blancs se fait aux dépens du plasma du sang et de la lymphe; il combattit également la possibilité d'une prolifération de cellules blanches existantes, sous prétexte qu'on n'avait jamais pu voir ni la genèse ni la multiplication par division des corpuscules blancs du sang; enfin il désavoua la doctrine de Tigri et de Schrant, qui voulaient faire jouer un rôle générateur aux épithéliums des vaisseaux, en rappelant ce qui se passe chez le fœtus et en s'appuyant sur la prolifération évidente des cellules épithéliales dans les sinus utérins. Se fondant sur les remarquables travaux de Brucke, de Donders et de Kœlliker, qui ont depuis conduit Hiss à associer aux glandes lymphatiques les cellules plasmatiques et à supposer une communication directe entre les réseaux lymphatiques et les réseaux plasmatiques, il considéra, sans s'occuper des globules des radicales lymphatiques, les ganglions comme des glandes secrétantes et les canaux lymphatiques comme des conduits secréteurs. Ce point de physiologie établi, il conclut de l'augmentation de la masse secrétante à une augmentation de la fonction; la fonction du ganglion lymphatique n'étant que de sécréter des globules blancs, il fut tout naturellement amené à admettre une leucémie lymphatique. Pour prouver qu'il avait raison, il examina la lymphe et le sang au point de vue de la forme de leurs éléments globulaires, et établit que les cellules de la lymphe étaient les unes plus petites, les autres de même grandeur que celles du sang; de cette façon il put, jusqu'à un certain point, différencier la leucémie lymphatique de la leucémie splénique par la prédominance des globulins sur les corpuscules blancs ordinaires. Dans les cas assez nombreux où il y avait à la fois hyperplasie de la rate et des ganglions lymphatiques, le sang charierait, d'après notre auteur, un grand nombre de globulins et une multitude de corpuscules blancs.

Pour la marche, les symptômes et le pronostic, la leucémie lymphatique de Virchow ne diffère pas de la leucémie splénique, si ce n'est par les accidents que peuvent faire naître les tumeurs ganglionnaires en pesant sur les organes qui les environnent : l'hypertrophie des ganglions bronchiques, par exemple, peut amener une gêne de la respiration plus considérable que celle que l'on observe dans la leucémie splénique simple, par suite de la compression des canaux aérifères. De même, l'augmentation de volume des glandes du petit bassin peut donner lieu à des phénomènes de compression du côté de la vessie, du rectum et des vaisseaux des membres abdominaux. Pour les lésions secondaires il y a identité parfaite entre les deux leucémies; dans l'une et l'autre il peut y avoir des infarctus dans les viscères, des engorgements blancs des vaisseaux, des œdèmes etc. etc. De par ces observations Virchow n'eut pas de peine à établir la primauté de la maladie des ganglions lymphatiques sur celles du sang : il vit en effet toujours la viciation du sang être précédée de l'altération ganglionnaire.

CHAPITRE VI.

Bennett, comme nous l'avons dit plus haut, arriva à la leucocythémie à peu près comme Virchow, mais il donna une autre explication des phénomènes pathologiques de cette singulière affection. Dans toutes ses observations il rencontra simultanément des hypertrophies de la rate, des autres glandes sanguines et des ganglions lymphatiques; aussi ne songea-t-il pas un instant à diviser la leucémie en splénique et en lymphatique ; il se contenta d'associer les glandes thyroïdes, thymus, surrénales, la rate et les corps pituitaire et périnéal au système des glandes lymphatiques. De l'augmentation de fonctions de toutes ces glandes il conclut à une augmentation absolue des globules du sang, à une hyperglobulie par conséquent. Comme il se formait plus de globules blancs qu'à l'ordinaire, l'immense majorité d'entre eux ne se colorait pas en rouge, d'où la présence des cellules blanches en excès sans diminution des globules rouges. Bennett est donc loin de donner à la rate les mêmes fonctions que Virchow, car, pour lui, cette glande fait uniquement des globules blancs, qui vont se colorer ailleurs. Les faits anatomo-pathologiques ont conduit Bennett à considérer la question de la leucémie sous ce point de vue, il n'a nullement cherché à baser son système sur une opinion antérieurement admise; au contraire il a déduit de ce qui se passe à l'état pathologique, les phénomènes fonctionnels qui lui paraissent exister à l'état normal: ainsi l'association des glandes sanguines aux ganglions lymphatiques, la sécrétion des globules blancs par la rate, etc. etc. La doctrine physiologique qui répondrait le mieux aux assertions de Bennett est celle d'Otto Funcke, qui considère la rate comme un organe ayant pour fonctions d'une part la formation des globules blancs, et d'autre part la transformation de ces mêmes globules en éléments rouges. D'après la doctrine de Bennett, les phénomènes symptomatiques de la leucémie ne dépendraient pas de l'anhémie, maïs plutôt d'une pléthore; les hémorrhagies, par exemple, seraient le résultat de la déchirure des capillaires par suite de la distension que produirait l'accumulation des globules rouges et blancs. Il en serait de même des infarctus, qu'on devrait considérer comme des foyers apoplectiques parenchymateux. Les troubles fonctionnels de l'encéphale dépendraient de congestions actives du système vasculaire intra-crânien. Enfin les œdèmes et les épanchements des cavités splanchniques seraient expliqués par le ralentissement de la circulation dans tous les capillaires par suite de la collision des globules rouges et blancs entre eux et la diminution relative du sérum du sang.

Nous venons d'exposer aussi succinctement que possible les phases par lesquelles ont passé Virchow et Bennett pour arriver à la leucocythémie. Nous avons indiqué sans les discuter, en les admettant même jusqu'à un certain point, les preuves anatomiques et physiologiques qu'ils donnent en faveur de leurs assertions, et cependant nous sommes loin d'être convaincu; car nous avons à leur opposer des expériences et des faits cliniques. Nous ne voulons pas ici entamer la question de l'anatomie et de la physiologie de la rate et des ganglions lymphatiques, la discussion serait au moins oiseuse, car nous ne pourrions pas conclure, tant est grande la diversité des opinions : témoins les travaux micrographiques de Kœlliker, de Weber, de Leydig, de Lehmann, de Gerlach, d'Ecker, de Funcke, de Führer, de Remak, de Hlasek, de Virchow et de Morel, les opérations analytiques de Béclard, de L'Héritier sur les modifications histologiques du sang dans les artères, les capillaires et les veines, enfin les analyses quantitatives et qualificatives de Vogel, de Parkes, Robertson, Drummond, Scherer etc.

La seule conclusion que nous puissions tirer de tous ces travaux, c'est que nous ignorons à peu près complétement comment se forment les globules sanguins en dehors de la vie fœtale, si les globules blancs sont destinés à devenir rouges ou s'ils sont des détritus, si les globules rouges se détruisent et comment ils se détruisent.

CHAPITRE VII.

Nous pouvons classer nos objections sous les quatre chefs suivants :

1° Enlèvement de la rate;

2° Fermentation du sang;

3° Cas clinique contraire à la leucémie liénale.

4° Cas clinique contraire à la leucémie lymphatique.

1° Parmi les auteurs il n'y a que Donné et Lebert qui aient essayé de résoudre la question de la fonction de la rate expérimentalement. En injectant du lait dans le sang, Donné crut voir les corspuscules de ce liquide se métamorphoser directement en globules blancs, puis en globules rouges, il pensa que tout cela se passait du côté de la rate, et il conclut de ces expériences que la rate est l'organe où s'opèrent ces transformations. Lebert, en répétant les mêmes expériences, perdit de vue dans le sang les globules du lait, et ne put conclure qu'à leur disparition.

Au mois d'août et de septembre dernier nous avons fait plusieurs expériences sur des lapins et des chiens, qui nous ont permis d'étudier quelque peu les fonctions de la rate.

Nous nous étions en effet proposé de chercher quelle serait l'influence de la suppression de cet organe sur la fonction glycogénique du foie et sur les fonctions hématopoïétiques. Nous avons enlevé la rate à six lapins et à deux chiens. Sur les six lapins deux seulement survécurent à l'opération ; ils furent sacrifiés une quinzaine de jours après l'enlèvement de la rate. Un de nos chiens mourut aussitôt après l'opération, mais l'autre vécut six semaines environ sous nos yeux; nous avons analysé presque journellement le sang de nos opérés, et jamais nous n'avons trouvé la moindre altération du sang. Or si la rate jouait un rôle aussi important que le dit Virchow, il faudrait croire qu'il n'en aurait pas été ainsi. Je sais bien que Virchow a répondu à ceux qui avaient fait des expériences de ce genre avant moi, mais sans analyser le sang, que les glandes sanguines congénères suppléaient la rate enlevée. Au bout d'un certain temps je le comprendrais à peu près comme je comprends une circulation collatérale; mais dans les premiers jours de l'opération il ne peut en être ainsi. L'autopsie des deux lapins nous a du reste démontré qu'aucune des autres glandes sanguines, qu'aucun ganglion lymphatique n'avait subi d'hypergénèse appréciable. Il faudrait du reste préalablement démontrer la relation exacte qui relie la rate aux autres organes dits *hématopoïétiques;* nous sommes en effet loin de la connaître. Ajoutons que chez un homme qui mourut au mois de juillet dernier au service de M. le professeur Hirtz, nous avons pu voir à l'autopsie une atrophie cirrotique considérable de la rate, puisque cet organe ne pesait plus que 17 grammes, et cependant aucune des autres glandes sanguines, aucun ganglion lymphatique n'était hypertrophié, et certes chez ce diabétique la maladie datait de loin. Le sang ne présentait pas la moindre altération histologique. Virchow lui-même rapporte une observation analogue à celle que nous venons de citer avec cette seule différence que le sang se trouvait très-riche en globules blancs.

Tous ces faits, toutes ces expériences nous paraissent suffisantes pour établir l'exagération du rôle que l'on veut attribuer à la rate. Je dois dire aussi qu'il y a quelques années, M. le professeur Michel a enlevé des rates et des capsules surrénales à des chiens sans observer la moindre altération du sang.

2° Heller, en 1846, attaqua la doctrine de Virchow, en supposant que l'augmentation en nombre de globules blancs dans le sang pourrait bien être le résultat d'une fermentation. Virchow s'éleva contre les idées de Heller. Avant de les rejeter, je voulus tenter quelques expériences. Je fis donc dans la jugulaire de six lapins des injections de ferments les plus usuels. J'essayais successivement le ferment de la levure de bière, celui du vinaigre et celui du lait, mais je n'obtins absolument rien, aucun de mes lapins ne succomba. J'examinais à plusieurs reprises le sang sous le microscope, et jamais je ne pus trouver la moindre altération; je ne retrouvais pas davantage les ferments que j'avais injectés; les expériences se firent aux mois de septembre et d'octobre derniers. Au mois de novembre j'en parlais à mon excellent maître, M. le professeur Coze, qui me proposa d'autres ferments tirés du règne animal. Nous commençâmes nos nouvelles expériences au mois de janvier. Elles furent fécondes en résultat. Je ne citerai ici, entre une vingtaine, que deux expériences typiques: deux lapins, dans la jugulaire desquels nous injectâmes un liquide putride traité par l'eau distillée et bien filtrée, vécurent l'un sept, l'autre neuf jours, contrairement à ce qui arrive ordinairement. A l'autopsie nous trouvâmes les globules blancs du sang en une telle proportion, qu'il y avait sur nos plaques presque autant de globules blancs que de globules rouges, par contre beaucoup moins d'animalcules microscopiques que chez les lapins qui succombent rapidement à l'infection. Du reste il n'y avait pas d'altération ni du côté de la rate ni du côté des lymphatiques. Je signale ces deux expériences d'une manière spéciale, car tout à l'heure j'aurai à rapporter un cas clinique qui présentera bien des rapports avec elles. En 1858 Brauell, de Dorpat, pratiqua sur des animaux l'inoculation du sang de rate. Les expériences lui fournirent, entre autres résultats, une augmentation considérable des globules blancs dans le sang.

3° Dès le principe, la leucémie splénique de Virchow fut combattue par plusieurs observateurs, qui produisirent des observations où tous les signes de la maladie existaient, sauf l'altération blanche du sang. C'est ce que firent Vidal, Magnus, Hus, Lassègue et Woillez. Il m'a été impossible de me procurer toutes ces observations avec détail. Avant de les admettre comme contraires à la doctrine de Virchow, j'aurais voulu savoir si l'examen microscopique de la rate a toujours été fait, car il ne suffit pas de dire « hypertrophie de la rate sans leucémie » pour être en contradiction avec Virchow; il faut spécifier l'hypertrophie. Aujourd'hui encore, ce mot d'*hypertrophie* s'emploie presque toujours comme synonyme d'augmentation de volume; or derrière ce mot nous trouvons en réalité l'augmentation de volume par congestion et engorgement des vaisseaux, par dilatation ou multiplication des éléments qui composent une glande, par infiltration plastique, amyloïde, cancéreuse ou tuberculeuse. Dans les leçons de M. Trousseau sur l'adénie, que M. Dumontpalier vient de publier, nous rencontrons quatre observations où l'état de la rate augmentée de volume se trouve soigneusement noté. Dans ces quatre cas il n'y avait en effet qu'hypergénèse. Ces observations appartiennent à MM. Bonfils, Leudet et Potain. Il y avait simultanément hyperplasie des ganglions lymphatiques, de la rate et du foie. Elles sont donc absolument contraires aux théories de Virchow et de Bennett. Rappelons-nous que Virchow avait été amené par des faits de ce genre à admettre une leucémie lymphatique.

4° A la leucémie lymphatique nous trouverions bien plus de faits encore à opposer ; nous ne rappellerons que pour mémoire les leçons de M. Trousseau que nous venons de citer; elles portent sur huit observations, où il y avait manifestement hyperplasie des ganglions lymphatiques sans que le nombre des cellules blanches du sang fût augmenté. Nous insisterons simplement sur une observation tirée de l'hôpital militaire de Strasbourg, et qui nous a été fournie par M. le professeur Schützenberger : un chef de musique d'un des régiments de la garnison de notre ville succomba, l'été dernier, à une affection singulière dont les principaux symptômes résultaient d'une tuméfaction énorme de tous les ganglions lymphatiques de l'organisme. Ce malade mourut avec tous les signes d'une cachexie profonde. Le sang, examiné pendant la vie et après la mort, ne présentait pas d'altération. L'autopsie permit d'examiner les ganglions : ils furent trouvés considérablement hypertrophiés et quelque peu ramollis ; mais les recherches histologiques les plus minutieuses ne purent révéler qu'une augmentation numérique des éléments cellulaires de ces organes. Cet examen fut fait par MM. Morel et Vallin ; ils conclurent à une simple hyperplasie ganglionnaire. Du côté des glandes sanguines on ne constata pas la moindre altération.

Jusqu'ici je n'ai cité que des faits où il n'y avait pas de leucémie malgré la tumeur hyperplasique, soit de la rate, soit des ganglions lymphatiques, ou simultanément de ces deux espèces d'organes. Je vais terminer par une observation très-remarquable où la leucémie existait sans qu'il y eût d'altération appréciable, soit du côté des ganglions lymphatiques, soit du côté de l'organe splénique. En 1858, au mois de juillet, entrait à la clinique médicale supplémentaire, alors sous la direction de M. le professeur Coze, et où j'étais externe, une femme de trente-cinq ans, atteinte de fièvre intermittente depuis quelques jours seulement ; elle était forte, bien constituée ; elle n'avait jamais été malade ; elle fut traitée par le picrate d'ammoniaque, que M. le professeur Coze expérimentait alors, conformément aux indications de MM. Moffat et Calvard. M. Coze a traité un grand nombre de fièvres avec le même médicament, qui produisait toujours une coloration jaune de la peau et des urines, comme dans l'ictère. Cette coloration était due à la matière même et n'était pas un ictère. Au bout de quelques jours, cette femme tomba dans un état cachectique très-prononcée ; elle prit une teinte ictérique très-marquée et il survint une diarrhée très-forte ; ses extrémités et la face s'œdématisèrent ; un peu d'ascite se produisit dans l'abdomen, sans formation de tumeur dans cette cavité. Malgré tous nos soins, la malade succomba rapidement, après quelques secousses convulsives. A l'autopsie on trouva quelques signes du ramollissement aigu du foie et une énorme proportion de globules blancs dans le sang. La rate était à peine tuméfiée et aucun ganglion de l'organisme ne présentait d'hypertrophie. Le sang n'avait pas été examiné pendant la vie.

Depuis cette époque, Friedreich et Erb, de Heidelberg, ainsi que Mosler, de Berlin, ont publié des expériences sur les picrates et ont noté également une augmentation considérable du nombre des globules blancs.

En présence de tous ces faits cliniques et des résultats des expériences que nous avons rapportées plus haut, nous pensons qu'il est impossible, dans l'état actuel de la science, de ne pas reconnaître une certaine indépendance du sang, des organes hémato-poïétiques, et nous nous sommes demandé si dans certaines circonstances les globules blancs existants dans le sang ne proliféreraient pas. Nous sommes d'autant plus porté à admettre cette hypothèse, que M. Morel nous a fait part d'un fait bien remarquable. Cet habile observateur a vu en effet une fois les globules blancs du sang munis de plusieurs noyaux chez un individu dont le sang était très-riche en globules blancs. Cette hypothèse nous répugne d'autant moins que presque tous les observateurs admettent que chez l'adulte aussi bien que chez le fœtus les corpuscules rouges se forment aux dépens des noyaux d'éléments blancs. Ils reconnaissent donc aux cellules blanches du sang diverses phases d'évolution : pourquoi dès lors les corpuscules blancs du sang ne pourraient-ils pas, comme toute autre cellule, se modifier dans un sens ou dans un autre?

CONCLUSIONS.

1° Les expériences et les faits cliniques que nous avons rapportés ne nous permettent pas d'adopter entièrement et en tous points les idées de Virchow et de Bennett.

2° Nous attirons principalement l'attention sur les fermentations internes. Nos expériences nous autorisent à soulever cette question.

3° Les travaux anatomiques et physiologiques sur les glandes dites *hématopoïétiques* ne permettent pas jusqu'à présent de conclure définitivement à la genèse des corpuscules sanguins.

4° Les cellules blanches du sang sont-elles indépendantes des organes hémato-poïétiques? Ont-elles une évolution propre? Cette évolution peut-elle être troublée?

Bibliographie.

Aronssohn (thèse d'agrégation, 1862), *Maladies du sang.*

Bennett, *Edimburgh medical and surgey Journal*, octobre 1845.

Bennett, *Gazette médicale de Paris*, 1851, p. 411.

Bulletin de l'Académie impériale de médecine de Paris, 1856, t. XXI, p. 398.

Beaunis (thèse d'agrégation, 1863), *Anatomie et physiologie du système lymphatique.*

Cohn (thèse de M. Herrmann), *Sur les embolies capillaires.* Strasbourg 1864.

Charcot et Leudet, *Bulletin de la Société de biologie*, 1853.

Donné, *Cours de microscopie*, 1844, p. 135.

Führer, *Gazette hebdomadaire*, 1856.

Fuller, *London Medical Gazette*, 1846.

Frey, *Recherches sur les ganglions lymphatiques.* Leipzig 1861.

Graves, *Clinique* (traduction de Jaccoud).

Henle, *Zeitschrift für rationelle Medizin*, 1844.

Hirtz, *Archives de Müller*, 1856. Strasbourg.

Hiss, *Mémoire sur le système lymphatique*, 1862.

Hirtz, Leçon orale du 3 mars 1865.

Kölliker, *Histologie.*

Moleschott, *Wiener Wochenschrift*, 1854.

Meckel, *Zeitschrift für Psychiatrie*, 1847.

Morel, *Traité d'histologie.*

Michel, *Du microscope et de ses applications.*

Nasse, *Untersuchungen zur Physiologie und Pathologie*, 1839, t. II, p. 150.

Parckes, *Monthly Journal*, 1851.

Robin, Ch., *Recueil de la Société médicale d'observations*, t. I.

Robertson, *Archives de médecine*, IV, t. XIII, p. 241.

Scherer, *Chemische Untersuchungen menschlicher Lymphe*, *Verhandl. phys. med. Gesellschaft.* Würzburg, t. VIII.

Schützenberger, Leçon de 1851, observations rapportées dans le mémoire de M. Michel.

Trousseau, Adénite (*Gazette hebdomadaire*, 1865).

Trousseau, *Leçons cliniques*, 1re édit., Leucocythémie.

Vigla, *Bulletin de la Société des Hôpitaux*, 1856.

Virchow, *Gesammelte Abhandlungen zur wissenschaftl. Med.*, 1856.

Virchow, *Archives générales de médecine*, 1856, p. 129.

Virchow, *Pathologie cellulaire.*

Virchow's und Reinhard's Arch. für Anatomie, Band III.

Virchow, *Handbuch der speziellen Pathologie und Thorapie*, I, Heft III, p. 1567.

Vidal, *Gazette hebdomadaire*, 1856, p. 89.

Woillez, *Dictionnaire du diagnostic médical.*

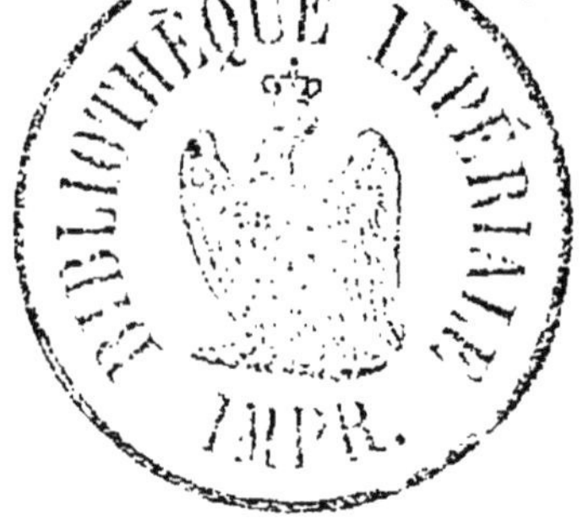

www.ingramcontent.com/pod-product-compliance
Ingram Content Group UK Ltd.
Pitfield, Milton Keynes, MK11 3LW, UK
UKHW020400250726
13967UKWH00005B/2386

9 782012 922747